Blähungen?

57 Tipps und Hinweise, die Sie unbedingt kennen sollten!

Blähungen?

57 Tipps und Hinweise, die Sie unbedingt kennen sollten!

Brigitte Schön

Die Deutsche Nationalbibliothek verzeichnet diese Publikation in der Deutschen Nationalbibliografie; detaillierte bibliografische Daten sind im Internet über http://d-nb.de abrufbar.

Zweite Auflage
Lektorat: Mike Schröder

Alle Rechte vorbehalten.

INHALTSVERZEICHNIS

VORWORT 8

1. UNSER KÖRPER – EIN KRAFTWERK 10
UND NETWORKER 10
1.1. UNSERE ERNÄHRUNG-TREIBSTOFF ODER BIOGASANLAGE? 11
1.2. WIE CLEVER IST UNSER DARM? 13
2. WAS SIND BLÄHUNGEN? 15
2.1. VOM BIERFURZ BIS ZUM SCHLEICHER 18
2.2. WOHER KOMMEN DIE BLÄHUNGEN? 21
2.3. BLÄHUNGEN – HINWEIS AUF KÖRPERLICHE SCHWÄCHEN? 25
2.4. KANN DIE NAHRUNG SCHULD SEIN? 28
3. 59 TIPPS BEI BLÄHUNGEN 29
3.1. ÜBERDENKEN SIE IHRE ESSGEWOHNHEITEN 30

    TIPP 1: LEBENSMITTELKOMBINATIONEN 31
    TIPP 2: GETRÄNKE MIT ZUCKERAUSTAUSCHSTOFFEN 31
    TIPP 3: EIWEIß UND GETREIDE 32
    TIPP 4: OBST UND GEMÜSE 33
    TIPP 5: DIE RICHTIGE REIHENFOLGE 33
    TIPP 6: REGELMÄßIGE MAHLZEITEN 34
    TIPP 7: STRESS-MANAGEMENT 34
    TIPP 8: KEINE ROHKOST NACH 19 UHR 34
    TIPP 9: KLEINE MAHLZEITEN 35
    TIPP 10: MEIDEN SIE FERTIGPRODUKTE 35
    TIPP 11: BLÄHARME LEBENSMITTEL 35
    TIPP 12: VERMEIDEN SIE AUSLÖSER 35
    TIPP 13: GETRÄNKE WÄHREND DER MAHLZEITEN 39
    TIPP 14: LANGSAM ESSEN 39
    TIPP 15: LIEBER GEKOCHTES STATT GEBRATENES 40
    TIPP 16: KEIN WASSER BEI FRISCHEM OBST 40

3.2. HAUSMITTEL 41

    TIPP 17: ROLLKUR 41
    TIPP 18: LEIBWICKEL 41
    TIPP 19: WÄRMEBEHANDLUNG 42
    TIPP 20: BAUCHMASSAGE 42
    TIPP 21: KARTOFFELAUFLAGEN 43
    TIPP 22: HEIßES WASSER 43

TIPP 23: APFELESSIG 43
TIPP 24: NATRON 43
TIPP 25: DILLSAMEN 44
TIPP 26: ROSMARINWEIN 44
TIPP 27: BITTERSTOFFE 45
TIPP 28: DAS ÖL DER FENCHELFRÜCHTE 45

3.3. ERKRANKUNGEN 46

TIPP 29: LEBERSCHWÄCHE 46
TIPP 30: REIZDARM 46
TIPP 31: CHRONISCH-ENTZÜNDLICHE 47
DARMERKRANKUNGEN 47
TIPP 32: NAHRUNGSMITTELUNVERTRÄGLICHKEITEN 47
TIPP 33: BURN-OUT UND PSYCHISCHER STRESS 49

3.4. TIPP 34: MEDIKAMENTE UND GIFTE 51

3.5. TIPP 35: SCHÜßLER-SALZE 52

3.6. HOMÖOPATHISCHE MITTEL 53

TIPP 36: GLOBULI 53
TIPP 37: PROPOLIS-TROPFEN 54
TIPP 38: HEILERDE 55

3.7. HEILSAME LIKÖRE 56

TIPP 39: SCHWEDENBITTER 56
TIPP 40: ANGELIKALIKÖR 57

3.8. TEE UND SÄFTE 59

TIPP 41: VIER-WINDE-TEE 59
TIPP 42: INGWERTEE 60
TIPP 43: ARTISCHOCKENSAFT 61
TIPP 44: KRÄUTERTEE 61
TIPP 45: FENCHELTEE 62
TIPP 46: ANISTEE 63
TIPP 47: MELISSENTEE 63
TIPP 48: PFEFFERMINZTEE 64

3.9. TIPP VERDAUUNGSFÖRDERNDE GEWÜRZE UND KRÄUTER 65

TIPP 49: KÜMMEL 65
TIPP 50: ANIS 66
TIPP 51: BÄRLAUCH 66
TIPP 52: FENCHEL 67
TIPP 53: GELBWURZ 67

Tipp 54: Petersilie 67
Tipp 55: Ingwer 68

3.10. TIPP 56: BEWEGUNG UND KLEIDUNG 68

3.11. TIPP 57: ERNÄHRUNGSTAGEBUCH 69

NACHWORT 71

WEITERE VERÖFFENTLICHUNGEN 75

RECHTLICHES 76

Vorwort

Schon Mozart wusste, dass Verdauung mehr als nur die simple Verwertung von Nahrung ist. „Wenn's Arscherl brummt, ist's Herzerl gsund!", das hat schon der berühmte Komponist gewusst. Die alten Chinesen und auch heutige Wissenschaftler hätten diese Lebensweisheit vielleicht etwas wissenschaftlicher erklärt. Doch Mozart hat es auf den Punkt gebracht: Der Darm beeinflusst nicht nur unser seelisches, sondern auch unser körperliches Wohlbefinden. Beim Verdauungsvorgang entstehen Gase und die müssen nun einmal irgendwohin entweichen.

Über Blähungen (Flatulenzen) zu sprechen war viele Jahre verpönt. Was man früher mit den Worten „Warum rülpset und furzet Ihr nicht? Hat es Euch nicht geschmecket?" kommentierte, wird in unserer Gesellschaft bestenfalls mit angewiderten Gesichtern übergangen. Da wird heimlich verlegen in das Polster gepupst oder der Raum verlassen, damit auch ja niemand mitbekommt, dass der Darm sich Erleichterung verschaffen will. Der Umgang mit dem Thema Blähungen ist auch heute noch nicht überall unvoreingenommen oder gar locker. Dabei handelt es sich um einen ganz natürlichen Vorgang. Die Iren sagen ganz offen dazu: „Ich kann nichts halten, was ich nicht in der Hand habe!" Wie recht sie doch haben!

Nehmen Sie sich diese Weisheiten zu Herzen und wagen Sie den Schritt raus aus der peinlich berührten Anonymität. Es gibt durchaus Möglichkeiten, etwas gegen Verdauungsstörungen zu tun. Viele der uns so vertrauten Blähungen sind vermeidbar. Auch für alle anderen Darmwinde finden Sie hier hilfreiche Tipps, mit denen Sie die eine oder andere Flatulenz in den Griff bekommen können. Sie erfahren in diesem Buch alles Wissenswerte rund um Blähungen. Woher kommen sie? Gibt es Unterschiede? Was kann die luftige Darmtätigkeit beeinflussen? Was hilft effektiv gegen Blähungen?

Auch wenn Sie die Flatulenzen selbst nicht "in die Hand nehmen" können, mit unseren Tipps und Hinweisen können Sie es in die Hand nehmen, dafür zu sorgen, dass sich nicht nur Ihr Darm, sondern auch Ihr kompletter Organismus rundherum wohlfühlt. Nutzen Sie die Erfahrungen und das Wissen rund um die natürlichste Sache der Welt. Entwickeln Sie ein ganzheitliches Verständnis für Ihren Körper und dessen organischen Abläufen.

Ihre Brigitte Schön

1. Unser Körper – ein Kraftwerk und Networker

Wenn Sie sich Ihren Körper einmal näher vor Augen halten, so müssen Sie zugeben, dass es sich dabei um ein wahres Kraftwerk handelt. Alles in unserem Körper steht im Zusammenhang. Und im Normalfall funktioniert alles so, wie es die Natur vorgesehen hat. In einem gesunden Körper kann eigentlich nichts schiefgehen. Denn die im menschlichen Körper ablaufenden Prozesse bauen nicht nur aufeinander auf, sondern sind von der Natur so erschaffen, dass nichts und niemand zu kurz kommt.

Viele der Erkrankungen, unter denen wir zivilisierten Menschen leiden, sind hausgemacht. Da wird sich zu wenig bewegt und schon ist die Fettverbrennung zum Beispiel nicht mehr in vollem Umfang aktiv. Da wird zu fett und zu ungesund gegessen, und schon verlangsamen sich beispielsweise bestimmte Prozesse, die ausschlaggebend für unser körperliches Wohlbe-finden sind. Und so lässt sich die Liste unendlich erweitern.

Soll das menschliche Kraftwerk uneingeschränkt funktionieren, kommt es auf eine gesunde und ausgewogene Ernährung an.

1.1. Unsere Ernährung-Treibstoff oder Biogasanlage?

So wie ein Fahrzeug braucht natürlich auch unser Körper genügend Treibstoff, um sich fortbewegen zu können oder um einwandfrei zu funktionieren. Doch falsche Ernährung kann unter anderem zu Verstopfung führen. Und das ist in unserer doch recht aufgeschlossenen und modernen Gesellschaft eigentlich unverständlich. Nehmen wir nochmals das Beispiel Fahrzeug: Kein vernünftig denkender Mensch würde seinen Benziner mit Diesel befüllen oder umgekehrt. Leider kann man sehr oft beobachten, wie falsch das menschliche Kraftwerk „betankt" wird.

Wenn wir nun noch einmal den Vergleich mit einem Auto bemühen wollen, so wird Ihnen wohl auch klar sein, dass bei der Verdauung von unseren Mahlzeiten Nebeneffekte entstehen. So wie ein Auto Abgase produziert, werden in unserem menschlichen Kraftwerk bei der Verarbeitung der Lebensmittel ebenso Abgase produziert. Machen Sie sich also bewusst, dass bei der Verdauung einer normalen Mahlzeit rund 15 Liter Gas in Ihrem Körper entstehen. Keine Sorge: Damit stehen Sie nicht allein. Das ist ein ganz natürlicher Vorgang bei einem jeden Menschen. Diese Menge von 15 Liter Gas erscheint natürlich erst einmal sehr viel. Doch Sie werden nicht alle 15 Liter in Form von Blähungen abgeben.

Ein Großteil der bei der Verdauung entstehenden Gase wird über die Darmwand ins Blut abgegeben und dann über die

Lunge abgeatmet. Das kann man aber nicht mit dem Begriff des Mundgeruches gleichsetzen. Jene Gase, die nicht auf diese Weise diffundieren, verlassen unseren Körper in Form von Flatulenzen. Dies geschieht im Übrigen in der Regel mit einer Geschwindigkeit von 0,1 bis 1,1 Metern pro Sekunde. Eine einzelne Flatulenz, umgangssprachlich auch Furz genannt, besteht aus etwa 40 ml Gas. Dieses Körpergas setzt sich zusammen aus 60 Prozent Stickstoff, 15 Prozent Kohlendioxid, 20 Prozent Wasserstoff sowie 5 Prozent Sauerstoff. Diese 100 Prozent der im Körper produzierten Gase sind theoretisch aber alle geruchslos.

Doch wie entstehen dann die leisen Stinker, werden Sie jetzt fragen. Nun, so mancher Pups verschafft sich Aufmerksamkeit, indem er sich um eine winzige Spur einer Schwefelverbindung bemüht. Schwefelwasserstoff, Indole und Mercaptane sind die Stoffe, die für diese aufmerksamkeitserregende Verbindung verantwortlich sind. Gerade beim vorherigen Verzehr von Lauch und Kohl werden diese Elemente so richtig aktiv. Aber auch in vielen anderen Aminosäuren, die in unserem Darm ansässig sind, finden sich die Stoffe, die der Furz braucht, um sich so richtig in Szene zu setzen.

1.2. Wie clever ist unser Darm?

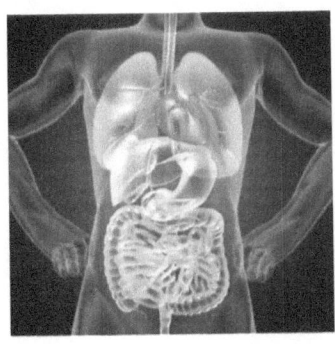

Wenn wir uns den menschlichen Körper als Gesamtes betrachten, so steht natürlich außer Frage, dass unser Gehirn eine sehr wichtige Position einnimmt. Doch gerade unser Darm ist es, der als geheime Schaltzentrale ganz eigenständig arbeitet und agiert. Und das tut er auf einer Gesamtlänge von acht Metern. Unser Darm ist so etwas wie unser zweites Gehirn, denn er ist ebenso in der Lage zu lernen, zu korrigieren und auch wahrzunehmen.

Nebenher ist der Darm der Sitz unserer Intuition. Es ist also nicht ungewöhnlich, wenn Sie auf Stress oder bevorstehende Aufregungen durchaus mit Aktivitäten des Darms reagieren. Bei manchen Menschen äußert sich das unter anderem mit einem sogenannten Reizdarm. Es gibt zum Beispiel Menschen, die auf bevorstehende Prüfungen mit Durchfall oder Verstopfung reagieren.

Der Darm ist das größte Organ im menschlichen Organismus. Die Oberfläche unseres „Zweithirns" erstreckt sich über eine

Fläche von ca. 300 bis 500 m². Damit ist der Darm größer als jeder Tennisplatz. Doch damit nicht genug, denn der Darm ist auch das Organ, das im Laufe eines 75 jährigen Lebens wohl am meisten arbeitet. Er verarbeitet rund 30 Tonnen an Nahrung und rund 50.000 Liter an Flüssigkeit. Das macht er beileibe nicht nur während der Einnahme von Nahrung. Selbst wenn der Rest unserer Organe während der Ruhephase sich auf ein Minimum herunterfährt:

Der Darm arbeitet munter weiter. Im Übrigen braucht er rund 24 Stunden, bis er eine Mahlzeit vollständig verdaut hat.

Wer sich vor Augen hält, dass im Darm zudem rund 70 % unserer Abwehrzellen sitzen und dieser dadurch als das zentrale Immunsystem schlechthin anzusehen ist, dem wird auch klar sein, dass ein gesunder Darm für mehr als nur für die Verarbeitung von Nahrung zuständig und wichtig ist.

Die bei der Verdauung entstehenden Gase verlassen rund zwanzig Mal am Tag unseren Körper. In den meisten Fällen allerdings unbemerkt. Doch wenn zu viel „heiße Luft" entsteht, dann beginnt es meist im Bauch zu rumoren und es entstehen lästige Blähungen, die durchaus zu Krämpfen und Schmerzen führen können.

2. Was sind Blähungen?

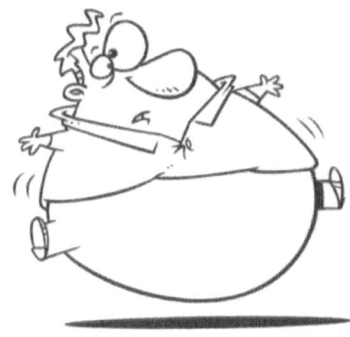

Der lateinische Terminus für Blähungen lautet Flatulenzen und er bezeichnet die verstärkte Entwicklung von Körpergasen. Dazu gehören unter anderem Methan, Schwefelwasserstoff, Kohlenstoffdioxid und andere Gär- und Faulgase, welche dann rektal aus dem Körper entweichen. Wenn diese Gase festsitzen, werden Sie von Medizinern auch Flatus incarceratus genannt. Diese „verklemmten" Fürze sind es, die uns schmerzhafte Beschwerden bescheren können. Die Bezeichnungen und Synonyme sind dabei sehr vielfältig und meist regional unterschiedlich. Wenn jemand einen „Koffer stehen lässt", meint er damit ebenso eine Flatulenz oder Furz, wie jemand, der einen „fahren lässt" oder einem „Leibwind" erlegen ist.

Blähungen sind im Grunde nichts anderes als die durch die Verdauung entstandenen Gase, die auf rektalem Wege unseren Körper verlassen müssen. Immerhin zahlen sie keine Miete – also raus damit!

Wenn die Flatulenzen jedoch das übliche Maß übersteigen, so ist das ein eindeutiges Signal des Körpers, dass etwas nicht so ganz stimmt. Nehmen Sie es also ernst, denn in diesem Fall sind die Blähungen ein Hinweis darauf, dass es im Verdauungssystem zu einer Störung oder zu einem Ungleichgewicht gekommen ist. Und genau dieses Ungleichgewicht im Verdauungssystem wirkt sich auf den gesamten Gesundheitszustand aus. Wenn es nämlich dauerhaft bestehen bleibt, können dadurch viele Krankheiten ausgelöst werden.

Solche ständigen Blähungen zeugen von einer überschüssigen Gasbildung im Körper. Das bedeutet im Klartext, dass der Körper die übermäßigen Gase nicht mehr unbemerkt eliminieren kann. Das Resultat sind meist laute und auch sehr geruchsintensive Flatulenzen, die nicht nur Sie selbst belasten.

Meist gehen solche ständigen Blähungen mit einem unansehnlichen Blähbauch, dem sogenannten Meteorismus, einher. Zusätzlich leiden Menschen, die unter ständigen und übermäßigen Flatulenzen leiden, auch oft an einem Völlegefühl und einem Rumoren im Darm. In diesem Fall sollte unbedingt ein Arzt aufgesucht werden, welcher der Ursache auf den Grund geht.

Die Entstehung der Flatulenzen kann man auch mit dem chemischen Prozess der Gärung vergleichen. Stellen Sie sich einmal eine Flasche mit Apfelsaft vor, die Sie zu lange aufbewahrt und zu oft geöffnet haben. Wenn Sie diese Flasche dann erneut öffnen, ist deutlich ein lautes „Zisch" zu hören, denn es haben sich im Inneren Gase gebildet, die nun entweichen. Der gegorene Apfelsaft ist nun also in dem Stadium, in welchem Bakterien damit begonnen haben, Alkohol zu entwickeln.

Genau diesen chemischen Vorgang nehmen sich Bierbrauer oder auch Weinproduzenten zu Hilfe, um ihre Produkte herzustellen. Natürlich warten sie nicht darauf, dass ein Gärungsprozess von allein beginnt, sondern sie nutzen dazu Hefe-Bakterien.

Unsere menschlichen Flatulenzen kann man auch mit den Vorgängen in modernen Biogasanlagen vergleichen. Dort werden Faulgase im großen Stil dazu genutzt, um Energie zu erzeugen. Auch unsere, wenngleich auch oft unangenehmen, Blähungen sind im Grunde nichts anderes als Energie.

2.1. Vom Bierfurz bis zum Schleicher

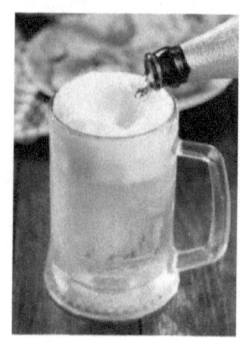

Vielleicht haben Sie bisher nicht bewusst wahrgenommen, dass sich die Leibwinde eines Menschen unterscheiden. Grundsätzlich ist nämlich jeder Furz etwas Besonderes. Die Unterschiede liegen dabei nicht nur im Geruch, sondern durchaus auch im Klang. Jeder Furz hat also mehr oder weniger ein sogenanntes Alleinstellungsmerkmal, durch das man ihn eindeutig identifizieren kann.

Zwiebel- und Bohnenfürze tragen zudem das Merkmal der Brennbarkeit massiv in sich. Dabei muss man sagen, dass nur etwa 30 Prozent der Menschen das Bakterium „Methanobrevibacter smithii" im Darm tragen, welches für den hohen Methangehalt der Flatulenzen verantwortlich ist. Bei diesen Menschen sind die Leibwinde also schneller entflammbar. In der Fachsprache werden diese Fürze auch „Blue Angels" genannt, da sie mit einer etwa 25 cm langen bläulichen Flamme abfackeln.

Da wäre zunächst einmal der sogenannte Bierfurz, der vor allem nach übermäßigem Bier- und Alkoholgenuss zu Tage tritt. Durch seinen sehr intensiven Geruch ist dieser Furz nicht nur für seinen Urheber ein echtes Übel. Außerdem ist diese Art von rektaler Entlüftung kaum anonym durchführbar, da es bei solch einer Flatulenz meist sehr laut zugeht.

Der Bohnenfurz ist ebenso laut vernehmbar und rührt, wie der Name schon verrät, von Bohnen und andern Hülsenfrüchten her. Im Unterschied zum Bierfurz ist eine Flatulenz nach dem Genuss von Bohnen, Linsen, Erbsen oder auch Nüssen nicht ganz so chemisch, doch in jedem Fall ebenso aggressiv in der Duftnote. Auf Grund des sehr hohen Methangasgehaltes fühlen sich diese Leibwinde recht warm an. Allerdings ist hier Vorsicht geboten, denn Bohnenfürze sind durch die begleitenden Gase sehr schnell entzündlich und somit brennbar.

Für den Fruktosefurz, den man auch Fruchtzucker- oder Marathonfurz nennt, ist charakteristisch, dass er meist enorm lang ist. Auch wenn die Duftnote in den meisten Fällen eher unscheinbar ist, macht diese Flatulenz doch durch ihre lautstarke Länge auf sich aufmerksam. Wenn Sie in großen Mengen Fruchtzucker zu sich nehmen, beginnt die sehr starke Gasentwicklung fast im gleichen Moment. Der Fruktosefurz besticht durch seine hohe Menge des Gasausstoßes, denn der kann durchaus bis zu mehreren 100 Litern in der Stunde betragen!

Als allgemein bekanntester Furz gilt der Zwiebelfurz. Dieser ist der Hauptauslöser konzentrierter Darmgase und hat bereits die alten Krieger der Maja zu einem traditionellen Sprichwort animiert: „Uwuhulla ballakatat Zwiebel nebalakatei bla bla stinkt." – Was so viel bedeutet wie: „Hast du Sonne im Herzen und Zwiebeln im Bauch, kannst du gut furzen und stinken tut es auch" (Quelle unbekannt).

Der Furz nach dem Genuss von vielen Zwiebeln besticht vor allem durch seine chemische Reinheit, die unübertroffen ist. Daneben kann der Zwiebelfurz ohne Probleme die charakteristischen Eigenschaften eines Bier- oder Bohnenfurzes um ein Vielfaches übersteigen. Doch auch hier ist äußerste Vorsicht geboten, denn die Gase des Zwiebelfurzes sind sehr leicht entflammbar.

Zu guter Letzt findet sich in der Hitliste der qualitativ hochwertigen Flatulenzen der "Analus Kriechus Hinterlisticus", der umgangssprachlich auch als Schleicher oder leiser Furz betitelt wird. Dieser Furz zeichnet sich weniger durch die Lautstärke aus als vielmehr durch seinen Geruch. Zu seinem Alleinstellungsmerkmal zählt die lange „Standzeit". Hier helfen nur mehrere Flaschen Raumspray, um wieder ein einigermaßen freies Atmen zu ermöglichen. Auffällig ist, dass sich der Schleicher oft auf Bürostühlen breitmacht und die Luft verpestet. Ein bestehender Zusammenhang zur geflügelten Bezeichnung des „Arschkriechers" ist jedoch nicht nachweisbar.

2.2. Woher kommen die Blähungen?

Wie Sie sicher wissen, können Blähungen aufgrund eingenommener Nahrung unter-schiedliche Ursachen haben. Im Normalfall wird der Großteil der bei der Verdauung entstehenden Darmgase über die Lunge oder auch den Magen entsorgt. Ein Rülpser ist also im Grunde auch nur eine Absonderung von Gasen.
Wenn diese normale Absorbierung der Gase aber nicht mehr richtig funktioniert, so spricht die Fachwelt von krankhaften Blähungen. Das bedeutet, dass Menschen mit diesem Un-gleichgewicht im Verdauungssystem die Gase immer rektal entweichen lassen müssen.

Wenn man sich einmal die normalen Vorgänge im Darm näher betrachtet, wird schnell klar, dass der natürliche Verdauungsvorgang auch immer Gase entstehen lässt. Wenn die Magensäure und die Fettsäuren während der Verdauung im Darm neutralisiert werden, entsteht dabei zum Beispiel Kohlendioxyd.

Die eben genannten Fettsäuren nehmen wir gemeinsam mit der Nahrung auf. Sie können aber auch entstehen, wenn Kohlenhydrate unverdaut in den Dickdarm gelangen. Dann werden die Bakterien aktiv, die diese Kohlenhydrate zersetzen. Dies geschieht beispielsweise sehr oft, wenn man unter einer Milchzuckerunver-träglichkeit leidet.

Das anfallende CO_2 ist im Übrigen geruchslos. Ein Teil davon gelangt über unser Blut in die Lungen und wird dort „abgeatmet". Alles, was danach übrig bleibt, vermengt sich mit anderen Komponenten, wie beispielsweise Stickstoff, Wasserstoff, Methan und anderen Gärungspro-dukten, Ammoniak und Schwefel. Letzteres sind die unzweifelhaften Geruchskomponenten, mit denen unser Leibwind gewürzt wird. Diese Gase also passieren die enge Passage des Darms in ungefähr einer halben Stunde. Die festen Bestandteile der Nahrung, die rektal ausgeschieden werden, benötigen im Übrigen zwischen 1 und 2 Tagen, um Ihnen einmal einen Vergleich zu liefern.

Ein Blähbauch kann aber beispielsweise auch zur Ursache haben, dass Sie unter Umständen die falschen Lebens- oder Ernährungsgewohnheiten praktizieren. Bewegungsmangel ist die Hauptur-sache dafür, dass die Darmtätigkeit eingeschränkt wird. Ein träger und arbeitsfauler Darm wiederum ist verantwortlich für vermehrte Blähungen.

Genaugenommen spricht man aber dann von einem Blähbauch, wenn zu viele Gase produziert werden, die nicht mehr über das Blut in die Lunge gelangen und abgeatmet werden können. In diesem Fall spricht man von einem Meteorismus. Dieser kann für den Betroffenen ebenso unangenehm sein wie die Flatulenzen selbst. Denn bei einem Meteorismus leidet man zum Beispiel unter Magendrücken, Völlegefühl und Bauchschmerzen, welche durchaus auch einmal krampfartig verlaufen können. Wenn der Meteorismus extrem stark auftritt, kann dieser das sogenannte Roemheld-Syndrom auslösen. Dabei drückt der Blähbauch das Zwerchfell nach oben und kann so herzinfarktähnliche Symptome, wie beispielsweise Atemnot, Beklemmungsgefühle und auch Schwindel, auslösen. Diese Beschwerden vergehen aber meist mit Rückgang des Blähbauchs und bedürfen keiner medizinischen Versorgung.

Wer zu süß, zu fett oder zu üppig isst, muss sich nicht über eine vermehrte Gasentwicklung im Verdauungstrakt wundern. In diesem Fall können die Enzyme die Nährstoffe nicht vollständig zerlegen. Dadurch werden Bakterien aktiv, die ähnlich dem alkoholischen Gärungsprozess für die Gasentstehung verantwortlich sind.

Doch auch wer seine Mahlzeiten verschlingt, ist für die vermehrte Gasentwicklung im Bauch selbst verantwortlich. Denn gerade durch dieses Schlingen wird die doppelte Menge an Luft mit aufgenommen, die sich natürlich ebenfalls im Darm sammelt und dort für Unruhe sorgt.

Blähungen haben also ganz unterschiedliche Ursachen. Angefangen von bestimmten Lebens-mitteln, die Flatulenzen regelrecht provozieren, bis hin zum persönlichen Essverhalten kann vieles der Auslöser für die verschiedenen Blähungen sein. Sehr oft können andauernde und vermehrte Leibwinde auch ein Hinweis auf eine mögliche Erkrankung oder ein schwaches Immunsystem sein.

Ernährungs- und Lebensgewohnheiten stehen also in direktem Zusammenhang mit dem Verdauungsvorgang und dem Gleichgewicht im Darm. Zu solch ungesunden Lebensgewohnheiten oder situationsbedingten Umständen in unserem Alltag zählen Stress, Zeitnot oder auch Nervosität.

2.3. Blähungen – Hinweis auf körperliche Schwächen?

Flatulenzen gehören zu unserem Ver-dauungsvorgang und somit zu unserem Leben dazu. Jeder Mensch bildet Gase während des Verdauungsprozesses, die sich durchaus auch einmal laut und geruchsintensiv den Weg nach draußen suchen.

Neben den Lebensgewohnheiten und -umständen bestimmen in erster Linie die Lebensmittel, in welcher Stärke und Intensität wir unter Blähungen leiden.

Doch Blähungen können auch ein Hinweis auf eine ernsthafte Erkrankung oder ein schwaches Immunsystem sein. Wenn sich zu viele Gase im Darm bilden, ist es ein untrügliches Zeichen dafür, dass es zu einer sogenannten Überblähung kommt. Dabei können die produzierten Darmgase nicht mehr auf dem üblichen Weg über das Blut in die Lunge gelangen, wo sie im Normalfall abgeatmet werden. Bei einer Überblähung können Sie in jedem Fall von einem Ungleichgewicht in Ihrem Darmtrakt ausgehen. Doch ab wann handelt es sich um mehr als eine normale Überblähung beziehungsweise ein vorübergehendes Ungleich-gewicht?

Der Darm verkrampft bei einer übermäßigen Produktion von Gasen. Dies kann dazu führen, dass der Darm in seinen Krümmungen rechts und links die Luft im Bauch regelrecht einklemmen kann. Dadurch kommt es zu Überblähung und

Bauchschmerzen. Oft hat man dann das Gefühl, dass die Kleidung zu eng wird und das heftige Rumoren in den Eingeweiden mehr als nur unangenehm wird.

Hier kann unter Umständen eine ausgewachsene Verstopfung der Grund sein. In seltenen Fällen können die Ursachen dafür auch in einer Vernarbung des Darms liegen, welche den Darm an diesen Stellen auf ungesunde Weise verengt. Es können aber auch Entzündungen oder eine Geschwulst als krankheitsbedingte Ursachen in Frage kommen.

Weiter verbreitet ist hingegen der Reizdarm, der vor allem auf psychische Stressfaktoren und Reize reagiert. Manche Menschen reagieren auf Stress entweder mit Durchfall oder auch mit Verstopfung. Meist gehen diese Beschwerden relativ schnell wieder vorüber, wenn die Stresssituation vorbei ist.

Bei einer akuten Überblähung hingegen ist es durchaus sinnvoll, wenn Sie einen Arzt aufsuchen. Denn hier liegt in vielen Fällen ein Darmverschluss oder eine Lähmung des Darms vor. Dabei ist zwar vermehrt Luft im Bauch vorhanden, doch ebenso wie der Stuhl selbst, ist diese blockiert und kann den Darm nicht verlassen. Das führt meist zu sehr starken Bauchschmerzen und Krämpfen. Doch nur ein Arzt kann mit Sicherheit feststellen, ob es sich um eine Lähmung des Darms handelt oder nur um eine starke Verstopfung.

Wenn die Bauchschmerzen mehr im oberen Bereich und unterhalb des Zwerchfells sitzen, wird in vielen Fällen von einer Gallenkolik ausgegangen. Um dies auszuschließen, ist es auch hier sinnvoll, einen Arzt hinzuzuziehen. Dieser wird auch den Unterschied zwischen der Funktionsstörung, die Roemheld - Syndrom ge-nannt wird, zu einem wirklichen Herzanfall feststellen können. Da gerade jene krampfartigen Schmerzen auf der linken Seite denen eines Herzanfalls ähneln, sollten Sie hier nichts unversucht lassen, um eine eindeutige medizinische Diagnose zu erhalten.

Überblähungen weisen aber in jedem Fall auf ein geschwächtes Immunsystem hin. Das erscheint logisch, wenn wir uns vor Augen führen, dass im Darm der Großteil unseres Immunsystems sitzt. Doch gerade die unmittelbare Nähe zur Darmflora ist es, was im Fall einer eventuellen Störung oder eines Ungleichgewichts unseren Abwehr-mechanismus am meisten schwächt.

Wenn man sich das einmal bildlich vorstellt, so kann man unseren Abwehrmechanismus als ein gut aufgestelltes Heer betrachten, das sich plötzlich einer Übermacht an Bakterien und Fäulnisgasen gegenübersieht. Wenn in einem solchen Fall die Waffen nicht ausreichen oder veraltet sind, dürfte jede Armee dem Angreifer unterlegen sein.

2.4. Kann die Nahrung schuld sein?

Für die umfassende und ordnungsgemäße Verwertung unserer Nahrung ist in erster Linie unsere gesunde Darmflora zuständig. Wenn diese nun aus dem Gleichgewicht geraten ist oder durch andere Umstände in ihrer Funktion beeinträchtigt ist, kann natürlich auch die aufgenommene Nahrung nicht mehr vollkommen aufgespalten und verwertet werden.

Stellen Sie sich das Ganze einmal als Waschmaschine vor. Wenn es dort zu einer Verkalkung aufgrund des kalkhaltigen Wassers gekommen ist, wird das eingefüllte Waschpulver nicht mehr vollständig in das Innere der Maschine gespült, weil vielleicht der Zulauf derartig mit Kalk und Schmutz zugesetzt ist, dass sich der Wasserdruck verringert hat.

Das führt schlussendlich dazu, dass die Wäsche nicht mehr mit genügend Waschpulver gewaschen wird und somit Schmutzrückstände in der Wäsche verbleiben. Genau die gleiche Ursache kann in einer Waschmaschine natürlich auch dazu führen, dass das Wasser nicht mehr vollständig abgepumpt werden kann und in der Maschine verbleibt.

In Bezug auf unsere Nahrung ist es sehr wichtig, dass diese in alle ihre Bestandteile zerlegt wird. Nur so können die Vitamine, Nähr- und Vitalstoffe genau dorthin gelangen, wo sie unser Organismus benötigt. Wenn diese Aufspaltung also nicht richtig und vollständig funktioniert, kommt es nicht nur zu unangenehmen Blähungen, sondern auch zu einer desolaten Versorgung der einzelnen Organe mit den nötigen Grundlagen.

Wie bei allem in unserem Organismus ist auch bei der Verdauung alles auf ein gut funktionierendes Zusammenspiel aufgebaut. Wie viele kleine Zahnräder greift alles ineinander, um als Ganzes zu funktionieren. Wenn nur ein einziges Zahnrad einen Defekt oder eine Abweichung aufweist, funktioniert das ganze System nicht mehr ordnungsgemäß.

3. 59 Tipps bei Blähungen

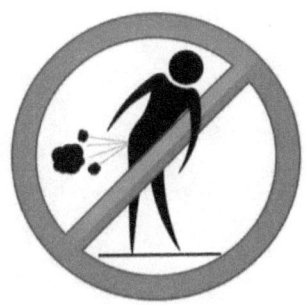

Die nachfolgenden Tipps und Hinweise sollen Ihnen dabei behilflich sein, Blähungen zu vermeiden oder auf ein gesundes Mindestmaß zu reduzieren. Manches wird Ihnen vielleicht schon bekannt sein, doch mit Sicherheit werden Sie auch den einen oder anderen Hinweis finden, der Ihnen neu sein wird.

Die meisten der nachfolgenden Tipps lassen sich auch im Alltag einfach und schnell umsetzen, so dass ein vermehrtes Produzieren von Darmgasen verhindert werden kann

.Entlasten Sie also Ihren Darm so gut wie möglich, damit aus natürlichen Blähungen keine ernsthaften Erkrankungen werden.

3.1. Überdenken Sie Ihre Essgewohnheiten

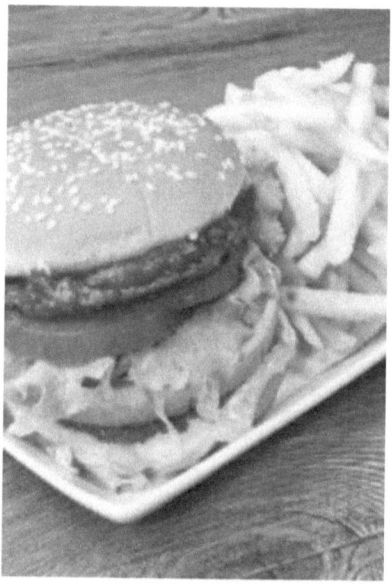

Viele Blähungen, unter denen bestimmte Menschen leiden, sind das Resultat der persönlichen Gewohnheiten beim Essen und Trinken.

Schon ein paar kleine Veränderungen können bezüglich der Blähungen wahre Wunder bewirken. Verzichten Sie zum Beispiel auf stark blähende Speisen und vermeiden Sie generell schlecht verträgliche Lebensmittel. Nehmen Sie über den Tag verteilt besser mehrere kleinere Mahlzeiten zu sich, anstatt mit wenigen und dafür üppigeren Mahlzeiten Ihren Tagesbedarf zu decken.

Trinken Sie genügend Wasser, beispielsweise zwischen den Mahlzeiten, und achten Sie auf genügend Bewegung im Freien, denn auch das regt den Darm nachweislich an und macht sich entlastend bemerkbar.

Tipp 1: Lebensmittelkombinationen

Gerade empfindliche Menschen können bei den falschen Lebensmittelkombinationen zu vermehrten Blähungen neigen. Ebenso sind Menschen mit einem angeschlagenen Verdauungssystem von den Auswirkungen einer falschen Kombination von Lebensmitteln betroffen und klagen über belastende Flatulenzen.
Getreideprodukte mit Früchten oder auch mit Milchprodukten, Obstkuchen, ein Marmeladenbrot, Pfannkuchen mit Kompott oder auch die beliebte Käsepizza, der Käsekuchen sowie die verführerische Pasta mit Käse sind denkbar ungünstige Lebensmittelkombinationen, wenn man Blähungen vermeiden will.

Tipp 2: Getränke mit Zuckeraustauschstoffen

Sorbit, Maltit oder auch Xylit, um nur einige wenige zu nennen, sind Zuckeraustauschstoffe, die vor allem in Diätversionen von

Softdrinks, in Diätsüßigkeiten, in Kaugummis, aber auch in manchen Hals- und Hustenbonbons vorkommen. Natürlich müssen Sie nicht vollkommen auf diese Dinge verzichten. Doch wie bei so vielem ist auch in diesem Fall vor einer Überdosierung zu warnen. Wie bei allem im Leben gilt hier die Devise: Weniger ist manchmal mehr. Denn ab einer bestimmten Dosis führen die Zuckeraustauschstoffe zu extremen Blähungen.

Tipp 3: Eiweiß und Getreide

Eine ungesunde oder zu einseitige Ernährung ist auf Dauer nicht nur schädlich für Ihren Körper, sondern wirkt sich nachteilig auf die Gasentwicklung bei Ihrer Verdauung aus. Aus diesem Grund sei in diesem Tipp vor übermäßigem Genuss von Proteinen oder auch zu vielen Getreideprodukten gewarnt.

Wenn Sie auf Ihrem Speiseplan zu viele Getreideprodukte und/oder zu viel Eiweiß verzeichnen, sind übermäßige Blähungen nicht auszuschließen. Denn sowohl bei den Kohlenhydraten als auch bei den Proteinen ist es so, dass diese Stoffe nicht vollkommen und gut verdaut werden können.

Dadurch treten die Bakterien auf den Plan, die den Fäulnisprozess anregen und so mehr Gase entstehen lassen. Auch wenn gerade Vollkornprodukte die viel gelobten

Ballaststoffe enthalten, ist ihr übermäßiger Konsum in Hinblick auf vermeidbare Blähungen nicht immer förderlich. Nehmen Sie also besser nur kleine Mengen an Getreideprodukten über den Tag verteilt zu sich.

Tipp 4: Obst und Gemüse

Obst und Gemüse sollten natürlich auf keinem Speiseplan fehlen. Doch bezüglich der Blähungen gilt es einiges zu beachten. Hier kommt es stark auf die eigenen Verträglichkeiten an, denn was dem einen gut bekommt, kann bei dem anderen schon zur wahren Pupsorgie führen. Ein Ernährungstagebuch kann da sehr hilfreich sein. Bei Gemüsesorten, die dafür berüchtigt sind, Blähungen in verstärktem Maße hervorzurufen, ist es von Nutzen, wenn Sie dieses Gemüse mit etwas heißem Wasser, welches mit Natron versetzt ist, blanchieren. Damit ist es nicht nur besser bekömmlich, sondern kann auch leichter verdaut werden.

Tipp 5: Die richtige Reihenfolge

Denken Sie bei Ihren Mahlzeiten an die richtige Reihenfolge. Damit ist nicht die Reihenfolge am Tag gemeint. Wenn Sie also bereits zum Frühstück gern einmal eine Suppe essen, stellt dies nicht wirklich ein Problem dar. Mit der richtigen Reihenfolge ist vielmehr gemeint, dass Sie diese innerhalb einer Mahlzeit einhalten, um eine gesunde Verdauung zu gewährleisten. Sollte das nicht zum erwünschten Erfolg führen, überdenken Sie die Lebensmittelkombination Ihrer Mahlzeit.

Tipp 6: Regelmäßige Mahlzeiten

Sorgen Sie für regelmäßige Mahlzeiten. So können Sie Blähungen am besten vermeiden. Der Grund liegt hier vor allem darin, dass Sie nicht völlig ausgehungert am Tisch sitzen und alles in sich hineinschlingen.

Tipp 7: Stress-Management

Kaum ein anderes Organ reagiert so intensiv auf Stress wie unser Darm. Kümmern Sie sich also um ein effektives Stress-Management. Wenn eine stressige Situation Ihren Darm ins Ungleichgewicht gebracht hat und starke Blähungen die Folge sind, hinterfragen Sie die jeweilige Situation und verändern Sie diese. Eine psychologische Therapie, wie beispielsweise Meditationstraining oder Entspannungsübungen, hilft Ihnen dabei. Doch bei einem dauerhaften Bestehen der Beschwerden sollte auch hier der Arzt aufgesucht werden.

Tipp 8: Keine Rohkost nach 19 Uhr

Wer mag es nicht: einen leckeren Rohkostsalat zum Abendessen. Doch Vorsicht! Gerade am späteren Abend ist Rohkost für den Darm ein Stück Schwerstarbeit. Nicht alle Nahrungsbe-standteile werden um diese Uhrzeit noch gut verdaut. Die Folge sind Verdauungsstörungen und enorme Blähungen.

Tipp 9: Kleine Mahlzeiten

Kleine Mahlzeiten, die Sie strategisch über den ganzen Tag verteilen, können leichter und schneller verdaut werden. Damit sinkt das Risiko an vermehrten Darmgasen zu leiden.

Tipp 10: Meiden Sie Fertigprodukte

Denn diese enthalten sehr oft stark blähende Inhaltsstoffe. Stellen Sie Ihre Ernährung besser allmählich auf eine vollwertige Ernährung um, bei der Sie Ihre persönlichen Vorlieben und auch die Auslöser für Blähungen berücksichtigen.

Tipp 11: Bläharme Lebensmittel

Um Ihrem Darm Entlastung zu verschaffen und Ihre Darmflora in einem gesunden Gleichgewicht zu halten, ist es immer wieder ratsam, auf bläharme Lebensmittel zurückzugreifen. Stellen Sie also Ihren Speiseplan etwas um und nehmen Sie vor allem Kartoffeln, Karotten, Pastinaken, Auberginen, Salat, Tomaten und auch Spinat auf. Damit vermeiden Sie Flatulenzen, die Ihnen vielleicht sonst Probleme bereiten könnten.

Tipp 12: Vermeiden Sie Auslöser

Wenn Sie die Lebensmittel bereits kennen, die bei Ihnen vermehrt Blähungen auslösen, sollten Sie nach Alternativen suchen und Ihre ganz persönlichen Auslöser meiden. Nachfolgend sind jene Nahrungs- und Genussmittel aufgeführt, die von Haus aus vermehrt zu Blähungen führen:

→ Milch:

Viele Menschen können die in der Milch enthaltene Laktose nicht richtig abbauen. Hier bieten sich Alternativen wie zum Beispiel fermentierte Milchprodukte an. Dabei stehen Quark, Buttermilch und Joghurt an erster Stelle, denn in diesen Produkten ist die Laktose fast gänzlich abgebaut. Ganz ohne Laktose hingegen ist die Sojamilch.

Für Betroffene mit Laktoseintoleranz ist es an dieser Stelle wichtig zu wissen, dass das Mittel Dimeticon, welches gegen Blähungen eingesetzt wird, Laktose enthält.

→ Mineralwasser:

Durch die enthaltene Kohlensäure ist Mineralwasser denkbar ungünstig, wenn man Blähungen vermeiden will. Die bessere Alternative sind hier stilles Wasser oder Mineralwasser mit wenig Kohlensäure.

→ **Süßstoff:**

Dieser enthält Sorbit, Xylit, Maltit oder auch Isomalt. Dadurch werden Blähungen regelrecht forciert. Hier sind die besseren Alternativen Saccharin, Acesulfam oder auch Aspartam.

→ **Bonbons:**

Hier ist sehr oft Fruktose enthalten, die von vielen Menschen nicht richtig verdaut werden kann.

→ **Süßigkeiten:**

Der enthaltene Zucker ist die Nahrungsgrundlage für die Hefepilze im Darm, wodurch vermehrt Blähungen entstehen können. Hier sollten Sie auf die richtige Kombination achten: also kein Dessert nach dem Chili und auch kein Nutella auf das Vollkornbrot.

→ **Kaugummi:**

Hier liegt der Auslöser klar auf der Hand: Durch das regelmäßige Kauen wird auch immer eine gute Portion an Luft mit aufgenommen, die Blähungen hervorruft.

→ **Bier:**

Vor allem der Konsum von obergärigem Bier oder Weißbier fördert Blähungen ganz ungemein, denn der hohe Gehalt an Kohlensäure ist ähnlich wie bei stark sprudelndem Mineralwasser nicht dazu geeignet, Blähungen zu vermeiden.

→ **Sahne:**

Hier liegt der Hauptgrund vor allem darin, dass Sahne aufgeschlagen wird und dadurch viel Luft enthält, die beim Verzehr natürlich auch mit in den Darm gelangt und dort vermehrt zu Blähungen führt. Dies ist im Übrigen auch bei vielen „Light-Produkten" der Fall, die von den Herstellern auf Volumen getrimmt werden.

→ **Hülsenfrüchte:**

Gerade diese Nahrungsmittel enthalten sehr viele Ballaststoffe, die der Körper zwar benötigt, die aber auch vermehrt für heftige Leibwinde sorgen können.
Der Spruch: „Jedes Böhnchen ein Tönchen" kommt nicht von ungefähr. Um diese durch Hülsenfrüchte hervorgerufenen Blähungen ein wenig einzudämmen, sollten Sie die Hülsenfrüchte lange einweichen lassen, bevor Sie sie in frischem Wasser kochen.

→ **Vollkornbrot:**

Auch hier sind es in erster Linie die Ballaststoffe, die für die Pupserei sorgen. Durch eine langsame Umstellung der Ernährung auf ballaststoffreichere Ernährung kann sich die Darmflora bestens an die veränderten Bedingungen anpassen. Mit fein gemahlenem Vollkornmehl hat man eindeutig die besseren Karten, denn die meisten Menschen vertragen es besser.

→ **Fettreiches:**

Hier gibt es eine einfache Faustregel: Je fettreicher eine Mahlzeit ist, desto länger dümpelt sie in Ihrem Verdauungstrakt herum und verursacht zusätzliche Blähungen.

Stellen Sie also Ihre Ernährung so um, dass Sie für die genannten Auslöser Alternativen finden oder sie gänzlich meiden. Ihre Darmflora wird es Ihnen ebenso danken, wie der restliche Organismus.

Tipp 13: Getränke während der Mahlzeiten

Während der Mahlzeiten selbst sollten Sie wenig bis gar nichts trinken. Besser ist es, bis zu einer Stunde vor und mindestens eine Stunde nach dem Essen ausreichend zu trinken. Greifen Sie dabei nach Möglichkeit zu Getränken mit nur wenig oder gar keiner Kohlensäure. Trinken Sie über den Tag verteilt bis zu 2,5 Liter. Dadurch werden die Stoffwechselabfallprodukte besser und schneller ausgeschieden, was Blähungen vorbeugt.

Tipp 14: Langsam essen

„In der Ruhe liegt die Kraft", sagt man, und das gilt auch für die Einnahme der Mahlzeiten. Essen Sie langsam und genießen Sie Ihr Essen. Denn gerade durch das Hineinschlingen von Mahlzeiten nehmen Sie unter Umständen zu viel Luft mit auf, was zu vermehrten Blähungen führen kann. Lassen Sie sich genügend Zeit zum Essen und zerkauen Sie die Nahrung gut. Dadurch überfordern Sie Ihren Magen weniger, und es können auch keine allzu großen Nahrungsstücke in den Darm gelangen, wo sie zu gären anfangen würden, bevor sie vollständig verdaut sind.

Tipp 15: Lieber Gekochtes statt Gebratenes
Besonders bei diversen Gemüsesorten ist es im Hinblick auf Flatulenzen sinnvoll, das Gemüse gekocht zu genießen, anstatt es gebraten auf den Tisch zu bringen. Die bessere Verträglichkeit ist im Übrigen auch bei allen anderen Lebensmitteln zu beobachten, wenn diese gekocht anstatt gebraten sind.

Tipp 16: Kein Wasser bei frischem Obst
Trinken Sie auf keinen Fall zu frischem oder gar unreifem Obst Wasser, wenn Sie Flatulenzen vermeiden wollen.

3.2. Hausmittel

Von jeher werden alte Hausmittel innerhalb der Familie weitergereicht. Und gerade bei Blähungen gibt es eine Vielzahl an alten Hausmitteln, die schnell für Linderung sorgen, ohne dass Medikamente eingenommen werden müssen oder sofort der Arzt hinzugezogen werden muss (im Zweifelsfall ist natürlich immer der erste Weg zum Arzt!).

Tipp 17: Rollkur
Wie der Name schon verrät, geht es bei diesem Hausmittel um das Rollen. Legen Sie sich dazu hin und rollen Sie sich von einer Seite auf die andere. Dadurch werden eventuelle Verstopfungen oder Blähungen gelöst und gehen leichter ab. Vielleicht heutzutage eine etwas seltsam anmutende Methode, doch nach wie vor sehr wirksam.

Tipp 18: Leibwickel
Mit einem feuchtheißen Leibwickel können Sie in einfacher Weise einem Blähbauch oder auch schmerzhaften Krämpfen entgegenwirken. Am besten nutzen Sie dazu einen Leibwickel, der aus drei Lagen zusammengesetzt ist. Das Innentuch sollte aus Leinen bestehen, das Mitteltuch entweder aus Leinen oder Baumwolle und das äußere Tuch aus Frottee oder Wolle.

Tränken Sie das Innentuch zunächst in heißes Wasser und wringen Sie es gründlich aus. Dann wickeln Sie dieses Leinentuch von den Achseln bis zum Schambereich um den

Körper. In Höhe des Bauches wird zur besseren Schmerzlinderung dann noch eine Wärmflasche oder ein Körnerkissen aufgelegt, bevor Sie das Mitteltuch und das äußere Tuch darüber wickeln.

Lassen Sie diese Wärme ca. eine Stunde wirken. Achten Sie in dieser Zeit darauf, dass auch die Füße warmgehalten werden. Das kann durchaus mit einer zweiten Wärmflasche geschehen. Nach der einen Stunde mit dem feuchtheißen Leibwickel sollten Sie noch etwa eine halbe Stunde ruhen und entspannen. Das Anlegen des Leibwickels ist unter Umständen mit Hilfe einer anderen Person einfacher.

Tipp 19: Wärmebehandlung

Damit ist das Auflegen einer Wärmflasche, eines Heizkissens oder eines Körnerkissens gemeint. Die wohltuende Wärme wirkt entspannend und löst Verkrampfungen im Magen-Darm-Trakt. Legen Sie sich dazu bequem hin und entspannen Sie sich.

Tipp 20: Bauchmassage

Bei Bauchschmerzen und Krämpfen hilft eine Bauchmassage zur Entspannung. Nehmen Sie dazu beispielsweise etwas Jojoba- oder Mandelöl, dem Sie einige Tropfen Kümmelöl beimengen. Dann massieren Sie in kreisenden Bewegungen die Bauchdecke im Uhrzeigersinn.

Tipp 21: Kartoffelauflagen

Kartoffeln sind sehr intensive Wärmespender. Nutzen Sie also hier die Kraft der Natur, um mit einer Kartoffelauflage Schmerzen im Bauch zu lindern und Blähungen leicht zu lösen. Dazu kochen Sie die Kartoffeln wie Pellkartoffeln. Anschließend zerstampfen Sie die Kartoffeln und legen sie in ein Tuch. Dieses Tuch wird dann auf den Bauch gelegt und festgebunden. Achten Sie aber darauf, dass die Kartoffeln nicht zu heiß sind, sonst kann es zu schmerzhaften Verbrennungen kommen.

Tipp 22: Heißes Wasser

Da Blähungen oftmals aufgrund von Verstopfungen auftreten, hilft zum Beispiel auch ein Glas heißes Wasser. Trinken Sie es auf nüchternen Magen.

Tipp 23: Apfelessig

Gießen Sie in ein Glas mit lauwarmem Wasser zwei Teelöffel naturtrüben Apfelessig. Geben Sie noch einen Teelöffel Honig dazu, rühren Sie gut um und trinken Sie das Ganze nach dem Essen.

Tipp 24: Natron

Etwas Natron in das Gemüsewasser und schon ist das gesunde Lebensmittel leichter verdaulich.

Tipp 25: Dillsamen

Besonders bei chronischen Blähungen bewirken Dillsamen wahre Wunder. Übergießen Sie dafür zwei Teelöffel Dillsamen mit heißem Wasser und lassen Sie das Ganze rund 10 Minuten ziehen. Trinken Sie davon sowohl am Morgen als auch am Abend jeweils eine Tasse.

Tipp 26: Rosmarinwein

Nach einem schwer verdaulichen Essen oder auch bei blähenden Beschwerden hilft ein selbstgemachter Rosmarinwein wunderbar.

Zubereitung:

Geben Sie einen Zweig Rosmarin in eine durchsichtige Glasfalsche und übergießen Sie ihn mit einem trockenen Weißwein.

Verschließen Sie anschließend die Flasche und lassen Sie das Ganze ca. 3 Wochen an einem warmen Ort ziehen. Danach füllen Sie die Flüssigkeit in eine dunkle Flasche um und lagern diese kühl.

Im Bedarfsfall trinken Sie dann von diesem Rosmarinwein die Menge eines doppelten Schnapses.

Tipp 27: Bitterstoffe

Mit der Einnahme von Bitterstoffen können akute Blähungen schnell beseitigt werden. Vor allem wenn Blähungen aufgrund von Verdauungsproblemen entstanden sind, können die Bitterstoffe, wie sie beispielsweise im Schwedenbitter oder im Arnikalikör enthalten sind, sehr hilfreich sein. Bitterstoffe regen die Verdauung an und sind somit in Likörform durchaus auch nach einem üppigen Mahl empfehlenswert.

Tipp 28: Das Öl der Fenchelfrüchte

Das Öl der Fenchelfrüchte befindet sich im Samen. Dieses Öl wirkt verdauungsfördernd und entkrampfend.

3.3. Erkrankungen

Unter Umständen können bestimmte Erkrankungen zu vermehrten Flatulenzen führen. Umgekehrt können Blähungen aber auch entscheidende Hinweise auf mögliche Erkrankungen sein.

Tipp 29: Leberschwäche

Noch lange bevor sich Ihre Leber durch eine Funktionsstörung oder gar Schmerzen bemerkbar macht, können Beschwerden wie beispielsweise Kopfschmerzen, Müdigkeit oder eben auch Blähungen auftreten. Wenn Sie also unter starken Blähungen leiden und deshalb einen Arzt aufsuchen, sollte die Leber immer mit untersucht werden. Denn Blähungen erzeugen auch giftige Gase, und unsere Leber gilt als das größte Organ zum Abbau von Giften. Unterstützen und stärken Sie also Ihre Leber und halten Sie sie gesund.

Tipp 30: Reizdarm

Ebenso wie bei der Nahrungsmittelunver-träglichkeit kommt es hier erst einmal auf Ihre eigenen Beobachtungen an. Sofern eine Unverträglichkeit ausgeschlossen werden kann, die Blähungen aber in Kombination mit täglichen Bauchschmerzen und Unregelmäßigkeiten beim Stuhlgang einhergehen, kann man von einem Reizdarm-Syndrom ausgehen. Ein Arztbesuch kann hier eindeutige Gewissheit verschaffen. Im Gegensatz zum Auftreten bei anderen krankhaften Ursachen ist der beim Reizdarm entstehende Blähbauch jedoch oft nicht von allzu langer Dauer.

Tipp 31: Chronisch-entzündliche Darmerkrankungen

Auch wenn eine derartige Erkrankung vielleicht noch nicht diagnostiziert wurde, können starke und vermehrte Blähungen doch ein erster Hinweis auf eine Erkrankung des Darmtrakts sein.
Bei Morbus Crohn zum Beispiel sind es oft die Engstellen im Darm, die Schmerzen und Blähungen bereiten. Dann nämlich, wenn sich der Darm bei diesen Engstellen weitet. Ähnlich ist es bei Colitis ulcerosa. Bei dieser chronisch-entzündlichen Darmerkrankung wird ein neuer Schub von heftigen Blähungen begleitet, die unter Umständen auch sehr schmerzhaft sein können.

Tipp 32: Nahrungsmittelunverträglichkeiten
Wer unter einer Nahrungsmittelunverträglichkeit leidet, sollte natürlich die entsprechenden Lebensmittel vermeiden, denn häufig sind es gerade diese Nahrungsmittel, die zu einem Blähbauch führen. Nehmen Sie also Abstand vom Fruchtzucker, wenn Sie unter Fruktoseintoleranz leiden. Dasselbe gilt für den Milchzucker, wenn bei Ihnen eine

Laktoseintoleranz besteht. Meiden Sie bei Zöliakie gleichermaßen glutenhaltige Lebens-mittel.

Sollten Sie Beschwerden haben, aber noch nichts von einer möglichen Nahrungsmittelunver-träglichkeit wissen, so lassen Sie von Ihrem Arzt abklären, ob Sie auf bestimmte Nahrungs- und Lebensmittel mit einer Unverträglichkeit reagieren. Denn gerade in diesem Bereich sind die Grenzen fließend und Symptome nicht immer ganz eindeutig zuzuordnen. Wenn Sie nach der Einnahme von bestimmten Lebensmitteln immer wieder unter einem Blähbauch leiden, könnte dem eine Nahrungsmittelunverträglichkeit zugrunde liegen.

Vor einem eventuellen Arztbesuch können Sie sich selbst beobachten. Diese Beobachtungen können Sie in einem Ernährungstagebuch vermerken.

Tipp 33: Burn-out und psychischer Stress

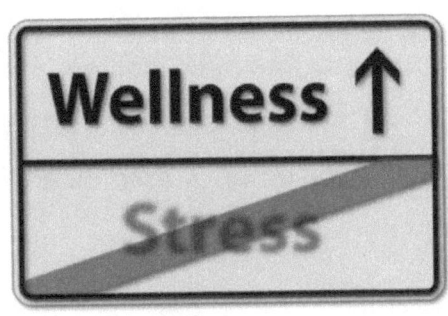

Immer mehr Menschen leiden in unserer Gesellschaft unter dem allgemeinen Erschöpfungszustand, der Burn-out genannt wird. Er ist nicht zu unterschätzen, ein langanhaltend starker psychischer Stress kann zu einem Burn-out-Syndrom führen, und sich weiter steigern bis hin zur Depression. Die Betroffenen fühlen sich nicht nur körperlich ausgelaugt, sondern sind meist auch auf geistiger Ebene komplett erschöpft. Bei dieser Erkrankung leidet nicht nur das Nervenkostüm, sondern der gesamte Organismus. Das kann dazu führen, dass vor allem die körperlichen Symptome ausschlaggebend dafür sind, dass die Betroffenen unter Umständen dann doch einmal einen Arzt aufsuchen.

Und so bleibt es nicht aus, dass den Betroffenen, die unter Burn-out oder starkem psychischen Stress leiden, auch ein Ungleichgewicht des Verdauungssystems zu schaffen macht, welches starke Blähungen mit sich bringen kann. Hier spielen sehr viele Faktoren zusammen.

Bewährte Hausmittel und natürliche Tees können bei diesen schmerzhaften Blähungen des Burn-out-Patienten helfen. Doch da es sich bei diesen Beschwerden um Symptome einer komplexeren Erkrankung handelt, sollten diese auch in der Ursache bekämpft werden. Die Linderung der Blähungen durch ein Kirschkernkissen oder einen krampflösenden Tee wird nur von kurzer Dauer sein.

Aufgrund des Zusammenspiels der verschiedenen Faktoren, welche die Krankheit Burn-out ausgelöst haben, wird es für den Erkrankten sicher sinnvoll, wenn nicht gar dringend erforderlich sein, sich umfassend behandeln zu lassen, um wieder zu seinem inneren Gleichgewicht zu finden. Dabei ist nicht nur der körperliche Zustand gemeint. Bei diesen Erkrankungen ist es vielmehr die Seele, die wieder zu innerer Ruhe und Ausgeglichenheit finden muss. Hier können sowohl Gesprächs- als auch medikamentöse Therapien hilfreich sein.

Wenn Sie unter langanhaltendem psychischen Stress oder Druck stehen, sollten Sie unbedingt einen Arzt aufsuchen. Nehmen Sie sich die Zeit, die Ihr Körper benötigt, um sich in vollem Umfang wieder zu regenerieren. Ihr Körper, Ihr Geist und ganz besonders Ihr Verdauungssystem werden es Ihnen danken.

3.4. Tipp 34: Medikamente und Gifte

Natürlich gibt es immer wieder Situationen in unserem Leben, in denen wir Medikamente einnehmen müssen. Doch sehr viele warten gerade im Magen-Darm-Trakt mit unschönen Nebenwirkungen auf. Insbesondere Antibiotika und manche Schmerzmittel greifen die Darmflora massiv an. Da man aber die Einnahme von Medikamenten nicht immer umgehen kann, sollte in diesen Zeiten vermehrt auf probiotischen Joghurt zurückgegriffen werden, da dieser die Darmflora wieder ins Gleichgewicht bringt. Alternativ können natürlich auch Medikamente wie zum Beispiel Paidoflor eingenommen werden, die getrocknete Milchsäurebakterien enthalten.

Was die Gifte angeht, so ist hier definitiv nichts gemeint, was Sie umbringt. Doch viele von uns leben mit Giften, die zum Beispiel in Zahnfüllungen aus Amalgam enthalten sind. Ebenso muss man davon ausgehen, dass wir mancherorts Umweltgiften ausgesetzt sind oder mit giftigen Wirkstoffen aus Reinigungsmitteln in Berührung kommen. Auch dadurch können die ungeliebten Blähungen entstehen, auf die wohl jeder von uns gerne verzichten könnte. Eine sinnvolle Möglichkeit wäre an diesem Punkt vielleicht der Austausch der Amalgamfüllung.

3.5. Tipp 35: Schüßler-Salze

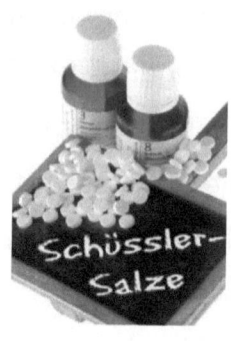

Die genaue Wirkung von Schüßler-Salzen ist wissenschaftlich immer noch nicht belegt. Nichtsdestotrotz erfreuen sie sich allgemeiner Beliebtheit. Der Vorteil bei der Anwendung von Schüßler-Salzen liegt vor allem darin, dass auch Schwangere ohne Risiko darauf zurückgreifen können, wenn es einmal zu Blähbauch und übermäßigen Blähungen kommt.

Auch wenn es zur Wirksamkeit dieser aus Mineralien bestehenden Salzen noch keine wissenschaftlichen Beweise gibt, so werden die Schüßler-Salze doch von zahlreichen Anwendern als hilfreich eingestuft.

3.5.1. Anwendung

Wenn Sie bereits an einem aufgeblähten Bauch leiden, dann ist zu empfehlen, dass Sie 10 Tabletten des Schüßler-Salzes Nr. 7 „Magnesium phosphoricum" in einem Glas mit heißem Wasser auflösen und in kleinen Schlucken, so heiß wie möglich, trinken.

Bei Blähungen helfen aber auch andere Schüßler-Salze, wie zum Beispiel Nr. 8 „Natrium chloratum" und Nr. 9 „Natrium phosphoricum". Die konzen-trierten Mineralien sollten ähnlich wie bei anderen homöopathischen Mitteln stark verdünnt eingenommen werden, um die Wirkung zu erhöhen.

3.5.2. Behandlung

Neben der entblähenden Wirkung wird den Schüßler-Salzen eine krampflösende und schmerzlindernde Wirkung zugeschrieben. Risiken und Nebenwirkungen, etwa bei der gleichzeitigen Einnahme mit anderen Medikamenten, sind bei den Schüßler-Salzen nicht bekannt.

3.6. Homöopathische Mittel

Für eine schnelle Abhilfe bei Blähungen und Bauchschmerzen sind auch immer wieder die homöopathischen Mittel aus der Apotheke sehr gefragt und hilfreich. Da aber das Sortiment in diesem Bereich sehr umfangreich ist, sollten Sie sich umfassend von einem Fachmann beraten lassen.

Tipp 36: Globuli

Globuli, wie die kleinen Kügelchen aus der Apotheke genannt werden, gibt es in verschiedenen Zusammensetzungen auf homöopathischer Basis. Der Einsatz der Globuli richtet sich nach Ihren Beschwerden. Treten bei Ihnen die Blähungen nach einem zu fetten Essen auf, kann Pulsatilla pratensis helfen.

→ Wenn die Blähungen bei Ihnen hingegen mit Krämpfen oder Brechdurchfall einhergehen, dann ist Chamomilla die bessere Wahl.

→ Blähungen, die von Verstopfung begleitet werden, sollten Sie mit Nux vomica behandeln.

→ Wenn bei Ihnen keine weiteren spezifischen Symptome ersichtlich sind, dann sollten Sie zu Carbo vegetabilis greifen, welches das Abgehen von Winden fördert.

In jedem Fall ist vor der Einnahme der Globuli aber eine Beratung durch den Apotheker oder Arzt empfehlenswert. Lassen Sie bei Beschwerden mit Blähungen dreimal täglich fünf Kügelchen langsam im Mund zergehen. Sehr hilfreich sind Globuli auch bei Schwangeren und stillenden Müttern, deren Kind unter Blähungen leidet. Über die Muttermilch können Sie so dem Baby Erleichterung verschaffen.

Tipp 37: Propolis-Tropfen
Das aus dem Tierreich bekannte Mittel ist im Grunde nichts anderes als jene harzige Substanz, welche von den Bienen hergestellt wird, um die Ritzen im Bienenstock abzudichten. Dieses homöopathische Mittel enthält viele Vitamine, Spurenelemente, ätherische Öle und Pflanzenwirkstoffe, welche

die Heilungsprozesse im gesamten Körper positiv beeinflussen und anregen. Unter anderem fördert Propolis die Gallensaftbildung und wirkt daher entkrampfend auf den kompletten Magen-Darm-Trakt. Die schmerzstillenden, antibakteriellen und regenerierenden Eigenschaften von Propolis sind es, die uns auch in Sachen Flatulenzen schnell beschwerdefrei werden lassen. Wenn Sie unter Blähungen leiden, so lösen Sie morgens und abends 10 Propolis-Tropfen in einem Glas Wasser auf und trinken es in kleinen Schlucken.

Tipp 38: Heilerde

Für Gesichtsmasken kennt man die Heilerde schon sehr lange und vertraut auf ihre gute Wirkung. Bei der Bekämpfung von unerwünschten Flatulenzen wird die Heilerde innerlich angewendet. Und dabei wirkt die Heilerde gleich auf doppelte Weise: Zum einen absorbiert sie die Luft im Darm und zum anderen bindet sie Gifte an sich, die während des Gärungsprozesses im Darm entstehen.

Anwendung:

Nehmen Sie zwei Teelöffel Heilerde und lösen Sie diese in einem Glas Wasser auf. Trinken Sie dies bis zu dreimal täglich langsam und in kleinen Schlucken. Sollte der erdige Geschmack Ihren Geschmacksnerven zuwider sein und das Trinken Sie eine zu große Überwindung kosten, dann können Sie die Heilerde auch in einem Kräutertee auflösen.

3.7. Heilsame Liköre

Seit jeher sind auch Liköre aus heilsamen Pflanzen zum Einsatz gekommen, um das Wohlbefinden von Menschen wiederherzustellen, unter anderem als schnelle Hilfe bei Blähungen. Was einst den Klosterbrüdern vorbehalten war, findet heutzutage immer mehr den Weg in unsere Hausapotheke.

Tipp 39: Schwedenbitter

Der heilsame Likör sollte in keiner Hausapotheke fehlen, denn er hilft sehr schnell in akuten Flatulenzzeiten. Der Name verrät es schon: In diesem „Likör" sind viele Bitterstoffe enthalten, die unsere Verdauung fördern und anregen.

Anwendung:

Lösen Sie einen Esslöffel Schwedenbitter in einem Glas Wasser auf und trinken Sie dieses im akuten Beschwerdefall. Vorbeugend können Sie den Schwedenbitter auch etwa eine halbe Stunde vor und nach dem Essen zu sich nehmen.

Tipp 40: Angelikalikör

Aus den Samen der Angelikapflanze, auch Engelwurz genannt, kann ein besonderer Heilschnaps hergestellt werden, der gerade bei Blähungen ein wunderbares Hausmittel darstellt, da er viele verdauungsfördernde Bitterstoffe ent-hält. Sie können diesen Likör vorbeugend einsetzen, indem Sie etwa eine halbe Stunde vor und nach dem Essen jeweils einen Esslöffel davon einnehmen.

Zutaten:

60 Gramm Angelikasamen (Engelwurz)

8 Gramm Anissamen

8 Gramm Fenchelsamen

6 Gramm Koriandersamen

220 Milliliter Weingeist

1 Liter Wasser

500 Gramm Fruchtzucker

Zubereitung:

Zerstoßen Sie die Samen zuerst im Mörser zu einem feinen Pulver. Danach geben Sie es in eine dunkle verschließbare Flasche und gießen den Weingeist hinzu. Nun lagern Sie diese Flasche 8 Tage an einem dunklen und kühlen Ort. Nach diesen 8 Tagen geben Sie den Fruchtzucker und das Wasser hinzu, schütteln das Ganze kräftig durch und lassen es weitere 24 Stunden ziehen. Zum Schluss wird der Likör durch ein Baumwolltuch abgeseiht.

3.8. Tee und Säfte

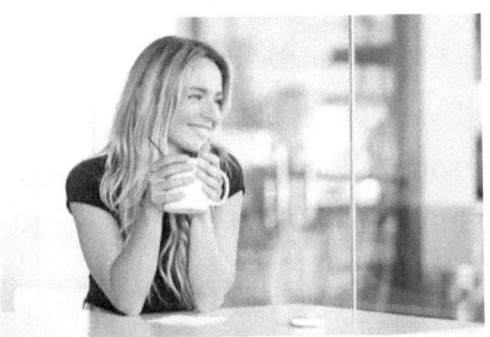

Es wird empfohlen, viel Flüssigkeit zu sich zu nehmen – das hört man so ziemlich von jedem Arzt. Und das ist auch gut so, denn unser Körper benötigt so einige Liter pro Tag. Doch gerade wenn Sie mit Blähungen zu kämpfen haben, sollten Sie auf die richtige Auswahl an hilfreichen und förderlichen Getränken achten.

Tipp 41: Vier-Winde-Tee
Wie der Name schon sagt, besteht dieser Heiltee aus vier Bestandteilen. Diese wirken ent-krampfend und gleichzeitig stark entblähend. Die Zubereitung ist denkbar einfach:

Zubereitung:

Vermischen Sie zu gleichen Teilen Fenchelsamen, Kümmelsamen, Pfefferminzblätter und Kamillen-blüten. Von dieser Mischung werden 1 bis 2 Teelöffel mit 0,25 l heißem Wasser übergossen. Lassen Sie den Tee fünf bis zehn Minuten ziehen und gießen Sie ihn dann durch ein Sieb. Trinken Sie zwei bis drei Tassen täglich, so lange, bis Besserung eingetreten ist.

Tipp 42: Ingwertee

Ingwer ist ein traditionelles Mittel gegen Blähungen und Verdauungsbeschwerden. Vor allem bei fetthaltiger und süßer Nahrung kann ein Glas Ingwertee wahre Wunder bewirken. Der Ingwertee wirkt entspannend und sorgt für die Durchblutung des gesamten Bauchbereichs, so dass neben Blähungen auch Bauchschmerzen und Übelkeit schnell beseitigt sind.

Zubereitung:

Schälen Sie eine Ingwerwurzel und kochen Sie drei bis vier dünne Scheiben der Wurzel in einem Viertelliter Wasser für rund 10 Minuten.

Tipp 43: Artischockensaft

Um Blähungen vorzubeugen, ist ein Glas Artischockensaft oder auch ein Tee aus Artischocken nach dem Essen sehr hilfreich. Durch die in der Artischocke enthaltenen Bitterstoffe wird der Stoffwechsel in der Leber und in der Galle dergestalt angeregt, dass sie sich förderlich auf die gesamte Verdauung auswirken.

Tipp 44: Kräutertee

Aus Kümmel, Fenchel und Anis lässt sich ein krampflösender und verdauungsfördernder Tee herstellen.

Zutaten:

1 Teelöffel Kümmel

1 Teelöffel Fenchelsamen

1/2 Teelöffel getrocknete Anisfrüchte

300 Milliliter heißes Wasser

Zubereitung:

Wenn Sie alle Zutaten im Mörser zerstoßen haben, übergießen Sie das Ganze mit heißem Wasser. Beachten Sie, dass das

Wasser nicht kochen sollte, da sich sonst die ätherischen Öle der Samen verflüchtigen. Lassen Sie den Aufguss ungefähr 10 Minuten ziehen, bevor Sie ihn durch ein Sieb gießen. Trinken Sie den Kräutertee warm, ungesüßt und in kleinen Schlucken.

Tipp 45: Fencheltee

Der Fencheltee gilt als ein altbewährtes Hausmittel gegen Blähungen und Bauch-schmerzen, welches vor allem auch bei Säuglingen und Kleinkindern sehr gern angewendet wird.

Neueste Studien des Bundesinstituts für gesundheitlichen Verbraucherschutz haben allerdings mittlerweile ergeben, dass eine dauerhafte Gabe von Fencheltee gerade bei Säuglingen und Kleinkindern möglicherweise krebserregend sein kann. Die im Fenchel enthaltenen ätherischen Öle Estragol und Methyleugenol könnten dafür verantwortlich sein. Eine konkrete Gefährdung der Gesundheit ist aber nicht belegt und bestätigt.

Zubereitung:

Ein gut gehäufter Esslöffel zerstoßener Fenchelsamen wird mit einer Tasse heißem Wasser übergossen und 10 bis 15 Minuten ziehen gelassen. Danach wird der Tee durch ein Sieb gegossen, bevor man ihn über den Tag verteilt bis zu drei Tassen trinkt. Gern kann dieser Tee auch mit etwas Honig gesüßt werden. Ideal ist der Fencheltee für Säuglinge und Kleinkinder, bei denen der Tee der Milch oder dem Brei beigemischt werden kann.

Tipp 46: Anistee

Zu den traditionellen Heilmitteln gegen Blähungen zählt Anis. Verwendet werden dabei die Anisfrüchte, die wie kleine Samen aussehen. Diese enthalten das wirkungsvolle Anisöl mit dem Wirkstoff Anethol, welches krampflösend wirkt. Mit der Einnahme von Anis regen Sie die Drüsen in Ihrem Magen dazu an, mehr Magensäfte zu produzieren, was wiederum die Verdauung beschleunigt.

Zubereitung:
Zerstoßen Sie einen halbe Teelöffel der getrockneten Anisfrüchte und übergießen Sie diese mit einer Tasse kochendem Wasser. Lassen Sie diesen Sud ca. 10 bis 15 Minuten ziehen und gießen Sie ihn anschließend durch ein Sieb. Trinken Sie täglich zwei bis drei Tassen von diesem Anistee. Bei Babys und Kleinkindern können Sie auch einen Teelöffel dieses Anistees mit in die Milch geben.

Tipp 47: Melissentee

Melisse als Heilmittel war schon den alten Römern und Griechen bekannt. Bereits damals verwendeten die Menschen das Naturprodukt, um lästige Leibwinde einzudämmen und Bauch-krämpfe zu lösen. Für die Wirksamkeit der Melisse ist vor allem das ätherische Öl verantwortlich, das unter anderem die Wirkstoffe Citral, Citronella und Linalool enthält.

Zubereitung:

Zwei bis drei Teelöffel Melissenblätter werden mit einer Tasse kochendem Wasser übergossen. Zehn Minuten ziehen lassen und danach durch ein Sieb geben.

Wenn Sie den puren Geschmack der Melisse nicht mögen, können Sie gern Pfefferminze beimischen.

Tipp 48: Pfefferminztee

Schon seit Jahrtausenden schwören die Menschen auf die heilende Wirkung der würzigen Pfefferminze. Besonders die Blätter der Pfefferminze sind dazu angetan, bei Beschwerden mit der Verdauung und damit einhergehenden Blähungen auf natürliche Weise zu helfen und Schmerzen zu lindern.

Zubereitung:

Getrocknete Pfefferminze mit heißem Wasser übergießen und ziehen lassen. Trinken Sie zwei bis drei Tassen täglich, bis Sie beschwerdefrei sind.

3.9. Tipp Verdauungsfördernde Gewürze und Kräuter

Bereiten Sie Ihre Mahlzeiten mit verdauungsfördernden Kräutern und Gewürzen zu. Dazu zählen unter anderem Majoran, Koriander, Kümmel und Anis.

Tipp 49: Kümmel

Dieses altbewährte Gewürz hilft in jeglicher Form gegen Flatulenzen. Durch die im Kümmel befindlichen ätherischen Öle wird die Luft gebunden, was eine regelrechte Tiefenentspannung im Magen-Darm-Trakt bewirkt. Wenn Sie Ihre Speisen damit würzen, können Sie Blähungen gut vorbauen

Mit dem aus den Kümmelfrüchten gewonnenen ätherischen Öl können Sie wundervoll entspannende Bauchmassagen durchführen.

Auch als Tee verwendet, ist der Kümmel ein bewährtes Mittel, um Bauchkrämpfen und Blähungen schnell entgegenzuwirken.

Zubereitung:

Zerstoßen Sie für einen Tee ein bis zwei Teelöffel Kümmel und übergießen Sie diesen mit 150 ml heißem Wasser. Lassen Sie den Tee ca. 15 Minuten zugedeckt ziehen und trinken Sie dreimal täglich eine Tasse zu den Mahlzeiten.

Für einen schnellen Einsatz können Sie alternativ auch ein bis zwei Tropfen Kümmelöl auf Zucker einnehmen.

Tipp 50: Anis

Das in Anis enthaltene Öl beinhaltet den Wirkstoff Anethol, welcher die Drüsen im Magen dazu veranlasst, mehr Magensaft zu produzieren. Dadurch wird die Verdauung auf ganz natürliche Weise gefördert.

Tipp 51: Bärlauch

Pflücken Sie frischen Bärlauch, den Sie bereits ab Ende März in der freien Natur finden können. Nach der Reinigung schneiden Sie den Bärlauch in sehr kleine Stücke, geben ihn in eine Flasche und füllen diese mit einem weißen Schnaps (zum Beispiel Korn oder Wodka) auf. Lassen Sie diese Mischung nun drei Wochen an einem warmen Platz ziehen. Das kann beispielsweise die sonnige Fensterbank oder in der Nähe der Heizung sein. Nach drei Wochen geben Sie den Bärlauch-Schnaps durch ein Sieb und füllen die Flüssigkeit in eine dunkle Flasche um. Nach einem besonders schweren Essen können Sie nun ein Gläschen Bärlauch-Schnaps zu sich nehmen. Damit regen Sie die Verdauung an und helfen Ihrem Darm bei übermäßigen Blähungen.

Tipp 52: Fenchel

Fenchel gilt als altbewährtes Hausmittel gegen Blähungen. Geben Sie ein bisschen frischen Fenchel in Ihren Salat und schon werden übermäßige Darmgase nicht mehr zum Problem.

Tipp 53: Gelbwurz

Insbesondere bei Völlegefühl und auch Blähungen wird immer wieder gern auch die Gelbwurz zu Hilfe genommen. Dafür wird ein Teelöffel Wurzelpulver mit 150 ml heißem Wasser übergossen. Lassen Sie das Getränk 10 bis 15 Minuten ziehen und trinken Sie täglich zwei bis drei Tassen zwischen den Mahlzeiten.

Tipp 54: Petersilie

Petersilie wirkt krampflösend und ist damit gut geeignet, schnell gegen akute Bauchschmerzen und Krämpfe durch Blähungen zu helfen. Kleingehackt unter die Speisen gemischt hilft Petersilie vorbeugend. Ebenso verhält es sich, wenn Sie ein paar Stängel des grünen Küchenkrautes zerkauen. Aus den Samen der Petersilie lässt sich auch ein Tee herstellen, der gut gegen Blähungen hilft.

Tipp 55: Ingwer

Das sehr gesunde Allheilmittel Ingwer ist unter anderem auch bei Verdauungsbeschwerden ein sehr segensreiches Gewürz für den schnellen Einsatz. Durch seine Inhaltsstoffe, die eine gewisse Schärfe besitzen, regt Ingwer die Produktion von Magensäure an, so dass die Verdauung beschleunigt wird. Bei akuten Beschwerden können Sie für einige Minuten auf einem Stück einer geschälten Ingwerwurzel herumkauen. Oder Sie kochen sich einen bekömmlichen Ingwertee.

3.10. Tipp 56: Bewegung und Kleidung

Nach dem Essen sollst du gehen, sagte schon meine Oma. Der althergebrachte Verdauungs-spaziergang ist auch heute noch sehr aktuell, wird doch bereits durch einen einfachen Spaziergang die Verdauung angeregt. Genaugenommen wird durch die maßvolle Bewegung der Verdauungs-brei schneller und besser weitertransportiert. Damit können übermäßige Blähungen nicht in vollem Umfang entstehen beziehungsweise bereits bestehende Flatulenzen vertrieben werden.

Tragen Sie keine zu enge Kleidung, denn durch das Einengen des Magen-Darm-Traktes kommt es regelrecht zu Abschnürungen, die durchaus Blähungen forcieren können und zu schmerz-haften Krämpfen führen können.

3.11. Tipp 57: Ernährungstagebuch

Das Führen eines Ernährungstagebuches ist äußerst sinnvoll, wenn Sie feststellen wollen, ob Sie zum Beispiel an einer Nahrungsmittelunver-träglichkeit leiden, die bei Ihnen Blähungen verursacht.

Hier gibt es viele kostenfreie Möglichkeiten. Entweder führen Sie ein solches Tagebuch ganz im herkömmlichen Stil und handschriftlich oder Sie nutzen eine der wunderbaren Apps. Diese gibt es sowohl für den PC als auch für das iPhone oder Smartphone.

Die nachfolgend aufgeführten Apps dienen nicht nur zur Auflistung Ihrer ganz individuellen Gewohnheiten, sondern haben auch den Vorteil, dass Sie diese immer dabeihaben und so keine Eintragung verpassen oder gar vergessen können. Und einmal ganz unter uns: Sie werden überrascht sein, welche kleinen und großen Ernährungssünden Sie tagtäglich begehen.

- → Noom Weightloss Coach
- → My FitnessPa
- → Lifesum
- → Day One
- → Evernote

„Day One" ist leider nicht für Android verfügbar. Hier kann ich als gute Alternative die App „Evernote" empfehlen.

Die meisten Ernährungstagebücher, die man im Internet finden kann, enthalten zudem hilfreiche Kalorientabellen und Lebensmitteldatenbanken. Neben der Community, wo Sie Gleichgesinnte treffen und mit ihnen in Erfahrungsaustausch treten können, finden Sie nützliche Tools, die man für die eigene Auswertung gebrauchen kann. Analysen mit einstellbaren Auswertungskriterien geben Ihnen bei diesen Ernährungstagebüchern also nicht nur ein hilfreiches Feedback zu Ihren Ernährungsgewohnheiten, sondern zeigen Ihnen auch aktuelle Fortschritte, was mit Sicherheit sehr motivierend sein kann.

Nachwort

Sie haben auf den letzten Seiten alles darüber erfahren, warum manchmal vieles „vom Winde verweht" wird und warum wir normalerweise vollkommen gesund sind, "wenn's Arscherl brummt".
Sicher haben Sie einiges erfahren, das Sie so noch nicht wussten. Wenn es doch einmal zwickt und zwackt, weil sich ein Pups quer gelegt hat oder es zu vermehrten Blähungen kommt, dann werden Ihnen die aufgeführten Tipps ganz bestimmt sehr hilfreich sein.

Betrachten Sie Ihre eigenen Flatulenzen und die Ihrer Bürogenossen nicht mehr länger als störende Schweinerei, sondern ganz nüchtern und mit den Augen eines Wissenden: Fürze sind normal und müssen sein. Wer nicht wie ein aufgeblähter Ballon mit schmerzverzehrtem Gesicht durch die Gegend laufen will, der lässt bei Bedarf auch mal einen fahren. Natürlich steht es Ihnen frei, dies in einer ruhigen Minute auf dem Abteilungsklo oder sonst wo in einer stillen Ecke zu tun. Doch tun Sie es, wenn Sie nicht unter quälenden Bauchschmerzen leiden wollen, die bei ständiger Zurückhaltung durchaus auch zu größeren Beschwerden führen können.

So normal und so gesund sie auch sein mögen, die menschlichen Blähungen: Hin und wieder gibt es Tage, an denen diese den normalen Rahmen sprengen. Wenn also Ihre

Blähungen langanhaltend sind und aus unerfindlichen Gründen vermehrt auftreten, so gehen Sie zum Arzt. Denn unter Umständen sagt Ihnen Ihr Körper damit: „Hallo, Gefahr im Verzug!"

Spätestens dann, wenn die beschriebenen Tipps und Hinweise nicht genügend Abhilfe schaffen, könnten Ihre Flatulenzen ein ernst zu nehmender Hinweis darauf sein, dass möglicherweise eine ernsthafte Erkrankung der Leber, Galle oder auch der Bauchspeicheldrüse vorliegt. Dies kann aber nun einmal nur der fachlich kompetente Mediziner diagnostizieren.

Wenn beispielsweise Verdauungsenzyme fehlen, kann der Arzt mit entsprechenden Medikamenten das Ganze regulieren. Und auch für etwas faulere Mägen und Därme hat der Arzt hilfreiche Mittel, die jene aus der Hausapotheke in ihrer Wirkung übertreffen und die eigene Verdauung wieder in Schwung bringen.

All die beschriebenen Tipps und Hausmittelchen helfen nicht bei jedem im gleichen Maße. Hier ist nun etwas Geduld Ihrerseits gefragt. Probieren Sie jene Tipps aus, die Ihnen in Ihrer Situation hilfreich erscheinen und auf Ihre Symptomatik zutreffen. Es macht ja beispielsweise wenig Sinn, mit dem Psychoanalytiker ein Burn-out-Syndrom zu bekämpfen, wenn Sie darunter gar nicht leiden, sondern einfach nur zu viele Zwiebeln gegessen haben.
Finden Sie also die Ursache heraus und versuchen Sie sich an den beschriebenen Tipps und Hinweisen. Vielleicht hilft nicht

jeder Tipp bei Ihnen gleich gut, vielleicht brauchen Sie bei der einen oder anderen etwas hartnäckigeren Flatulenz auch etwas Stärkeres als ein Hausmittel.

Schämen Sie sich auf keinen Fall für Ihre Blähungen. Ganz im Gegenteil: Sprechen Sie mit Ihren Freunden und Familienmitgliedern darüber. Denn denen geht es ja nicht anders als Ihnen:

Auch sie haben Blähungen, aus den unterschiedlichsten Gründen. Sollten Ihre Leibwinde das normale Maß übersteigen und Sie aus diesem Grund nach einer medizinischen Abhilfe oder nach einem Hausmittel schauen, so reden Sie auch darüber.

Sie werden sehen, dass Ihnen eine Welle von Verständnis entgegenschwappen wird. Denn glauben Sie mir: Jeder kann nachvollziehen und verstehen, wie sehr Sie unter den Blähungen leiden. Und jeder wird beim nächsten abgesetzten Duftstoff zwar aufgrund der eventuellen Würze noch die Nase rümpfen, aber dennoch wissen, dass es sein muss. Denn auch Sie können nichts "halten, was Sie nicht in der Hand haben".

Sollte Ihnen dabei jemand über den Weg laufen, der es als ungehörig ansieht, wenn man seinen Blähungen freien Lauf lässt, dann geben Sie Ihr umfangreiches Wissen preis, über welches Sie ja nun nach dieser Lektüre verfügen.

An dieser Stelle sei Ihnen nun gute Besserung gewünscht. Lassen Sie die Winde wehen, wenn es nottut. Und gegen Ihre Beschwerden haben Sie ja nun eine reichliche Auswahl an guten Tipps und Tricks, die Ihnen verraten, wie Sie schnell und auf natürliche Weise Abhilfe schaffen können. Ich möchte allerdings darauf hinweisen, dass dieses Buch nicht den Besuch des Arztes oder Heilpraktikers ersetzt.

Gute Besserung – Ihre Brigitte Schön

Weitere Veröffentlichungen

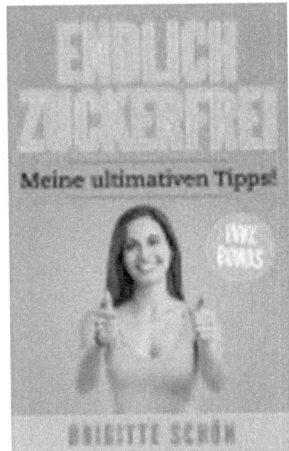
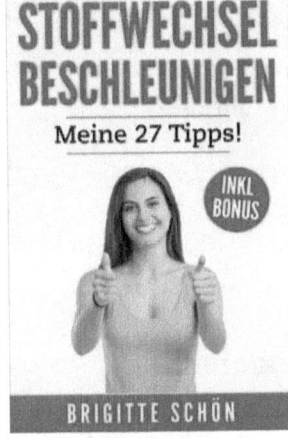
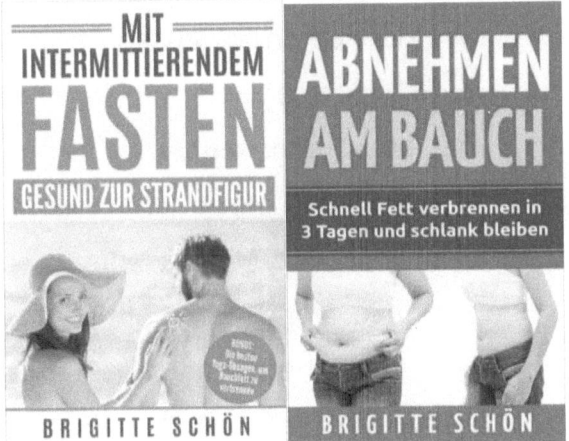

Rechtliches

Impressum

Alle Rechte vorbehalten. Nachdruck auch auszugsweise verboten.

Kontakt: Jutta Wüllner

Bockhorster Landweg 29a, 33775 Versmold

Email: sitoya.verlag@gmail.com

Haftungsausschluss

Die Umsetzung aller enthaltenen Informationen, Anleitungen und Strategien dieses Buches erfolgt ausschließlich auf eigenes Risiko. Für etwaige Schäden jeglicher Art kann der Autor aus keinem Rechtsgrund eine Haftung übernehmen. Für Schäden materieller oder ideeller Art, die durch die Nutzung oder Nichtnutzung der Informationen bzw. durch die Nutzung fehlerhafter und/oder unvollständiger Informationen verursacht wurden sind Haftungsansprüche gegen den Autor grundsätzlich ausgeschlossen. Ausgeschlossen sind daher auch jegliche Rechts- und Schadensersatzansprüche. Dieses Werk wurde mit größter Sorgfalt nach bestem Wissen und Gewissen erarbeitet und niedergeschrieben. Für die Aktualität, Vollständigkeit und Qualität der Informationen übernimmt der Autor jedoch keinerlei Gewähr. Auch können Druckfehler und Falschinformationen nicht vollständig ausgeschlossen werden. Für fehlerhafte Angaben vom Autor kann keine juristische Verantwortung, sowie Haftung in irgendeiner Form übernommen werden. Alle zur Verfügung gestellten Informationen (alle Gedanken, Prognosen, Kommentare, Hinweise, Ratschläge etc.) dienen allein der Bildung und der privaten Unterhaltung. Sollten die Leser dieser Seiten sich die angebotenen Inhalte zu eigen machen oder etwaigen Ratschlägen folgen, so handeln sie eigenverantwortlich. Dieses Buch enthält Links zu anderen Webseiten, auf deren ich keinen Einfluss habe. Deshalb kann der Autor für diese fremden Inhalte auch keine Gewähr übernehmen. Die verlinkten Seiten wurden zum Zeitpunkt der Verlinkung auf mögliche Rechtsverstöße überprüft. Rechtswidrige Inhalte waren zum Zeitpunkt der Verlinkung nicht erkennbar. Eine permanente inhaltliche Kontrolle der verlinkten Seiten ist jedoch ohne konkrete Anhaltspunkte einer Rechtsverletzung nicht zumutbar. Bei bekannt werden von Rechtsverletzungen wird der Autor derartige Links umgehend entfernen.

Urheberrecht

Alle Inhalte dieses Werkes, sowie Informationen, Strategien und Tipps sind urheberrechtlich geschützt. Alle Rechte sind vorbehalten. Jeglicher Nachdruck oder Reproduktion – auch nur auszugsweise – in irgendeiner Form wie Fotokopie , Verarbeitung mit menschlicher oder mechanischer Verfahren, Speicherungen, Verarbeitung, Vervielfältigung und Verbreitung mit Hilfe von elektronischen Systemen jeglicher Art (gesamt oder nur auszugsweise) ist ohne ausdrückliche schriftliche

Genehmigung des Autors strengstens untersagt. Alle Übersetzungsrechte sind vorbehalten. Die Inhalte dürfen keinesfalls veröffentlicht werden. Bei Missachtung behält sich der Autor rechtliche Schritte vor.

Bilder

Cover: www.fiver.com/ithinkincolors
www.depositphotos.com, bad smell, ©piotr_marcinski
www.depositphotos.com, Frau trinkt Kaffee am Morgen im restaurant, ©apid
www.depositphotos.com, Human entrails radiography, ©videodoctor
www.depositphotos.com,Forbid farting people sign, ©Valart
www.depositphotos.com,Illustration of an outlined man floatin, ©ronleishman
www.depositphotos.com,Trinkwasser, ©pressmaster
www.depositphotoscom, Beer pouring, ©Nitrub
www.depositphotos.com, hamburger with potatoes,© Isantilli
www.fotolia.com, Tafel und Schüßlersalze Alternativmedizin Nahrungsergänzungsmittel, ©Gerhard Seybert

www.ingramcontent.com/pod-product-compliance
Lightning Source LLC
Chambersburg PA
CBHW031537210526
45464CB00003B/1046